AF119032

# BEI GRIN MACHT SICH IHR WISSEN BEZAHLT

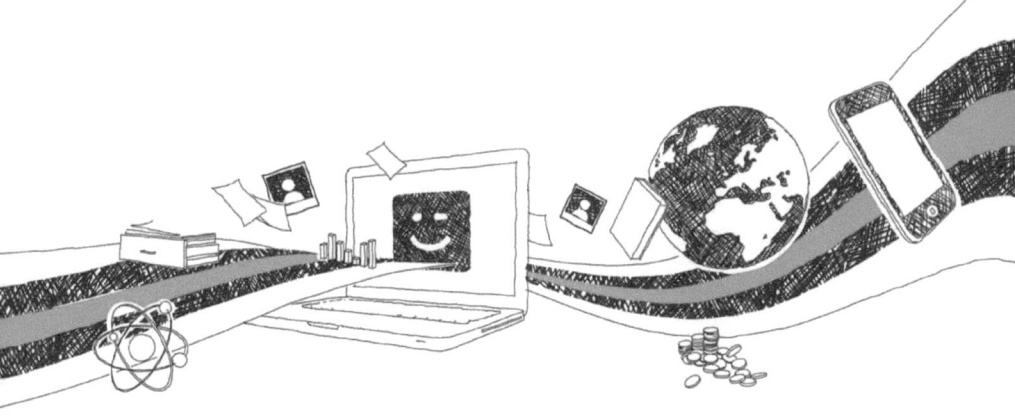

- Wir veröffentlichen Ihre Hausarbeit, Bachelor- und Masterarbeit

- Ihr eigenes eBook und Buch - weltweit in allen wichtigen Shops

- Verdienen Sie an jedem Verkauf

Jetzt bei www.GRIN.com hochladen und kostenlos publizieren

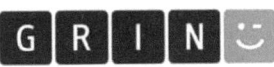

Dennis Rupp

# Ist der deutsche Rettungsdienst noch zeitgemäß organisiert?

GRIN Verlag

**Bibliografische Information der Deutschen Nationalbibliothek:**

Die Deutsche Bibliothek verzeichnet diese Publikation in der Deutschen National-
bibliografie; detaillierte bibliografische Daten sind im Internet über http://dnb.d-
nb.de/ abrufbar.

Dieses Werk sowie alle darin enthaltenen einzelnen Beiträge und Abbildungen
sind urheberrechtlich geschützt. Jede Verwertung, die nicht ausdrücklich vom
Urheberrechtsschutz zugelassen ist, bedarf der vorherigen Zustimmung des Verla-
ges. Das gilt insbesondere für Vervielfältigungen, Bearbeitungen, Übersetzungen,
Mikroverfilmungen, Auswertungen durch Datenbanken und für die Einspeicherung
und Verarbeitung in elektronische Systeme. Alle Rechte, auch die des auszugsweisen
Nachdrucks, der fotomechanischen Wiedergabe (einschließlich Mikrokopie) sowie
der Auswertung durch Datenbanken oder ähnliche Einrichtungen, vorbehalten.

**Impressum:**

Copyright © 2010 GRIN Verlag GmbH
Druck und Bindung: Books on Demand GmbH, Norderstedt Germany
ISBN: 978-3-656-06554-8

**Dieses Buch bei GRIN:**

http://www.grin.com/de/e-book/182457/ist-der-deutsche-rettungsdienst-noch-
zeitgemaess-organisiert

**GRIN - Your knowledge has value**

Der GRIN Verlag publiziert seit 1998 wissenschaftliche Arbeiten von Studenten, Hochschullehrern und anderen Akademikern als eBook und gedrucktes Buch. Die Verlagswebsite www.grin.com ist die ideale Plattform zur Veröffentlichung von Hausarbeiten, Abschlussarbeiten, wissenschaftlichen Aufsätzen, Dissertationen und Fachbüchern.

**Besuchen Sie uns im Internet:**

http://www.grin.com/

http://www.facebook.com/grincom

http://www.twitter.com/grin_com

# Hessische Verwaltungs- und Wirtschaftsakademie (VWA)
## Frankfurt am Main

Berufsbegleitender Studiengang
zum Gesundheits- und Sozialökonom (VWA)

4. Semester

Projektarbeit
zur Erlangung des Titels
Gesundheits- und Sozialökonom (VWA)

**Thema:**
**Ist der deutsche Rettungsdienst noch zeitgemäß organisiert?**

Autor:     Dennis Rupp

02.06.2010

# Inhaltsverzeichnis

Abkürzungsverzeichnis                                                        II

Abbildungs- und Tabellenverzeichnis                                         II


1.  Einleitung                                                               1
2.  Historische Entwicklung des deutschen Rettungsdienstes                  2
3.  Rettungsdienst heute                                                    4
    3.1 Gesetzliche Rahmenbedingungen                                       4
    3.2 Aufgaben des Rettungsdienstes                                       6
    3.3 Organisationsstrukturen der Leistungserbringer                      7
    3.4 Qualifikationen und Kompetenzen des nichtärztlichen Personals       8
    3.5 Aufstiegsmöglichkeiten und Durchgängigkeit zu anderen Berufen       9
    3.6 Qualifikationen des ärztlichen Personals                            10
    3.7 Fortbildungspflichten                                               10
4.  Zukünftige Herausforderungen                                            12
    4.1 Demografische Entwicklung                                           12
    4.2 Veränderungen der ärztlichen Versorgung                             14
    4.3 Kostenentwicklung                                                   15
5.  Möglichkeiten der Neustrukturierung                                     16
    5.1 Veränderung der Rahmenbedingungen                                   16
    5.2 Einsparungen und Effizienzsteigerung                                18
    5.3 Ein Blick ins Ausland                                               19
6.  Zusammenfassung und Fazit                                               22
    Literaturverzeichnis                                                    24
    Verzeichnis sonstiger Quellen                                          25
    Verzeichnis der verwendeten Gesetze und Verordnungen                   26
    Rechtsprechungsverzeichnis                                             28
    Anhang                                                                  29

**Abkürzungsverzeichnis**

| | |
|---|---|
| ASB | Arbeiter-Samariter-Bund Deutschland e.V. |
| APP | Advanced Practice Paramedic |
| DRG | Diagnosis Related Groups |
| EMS | Emergency Medical Service |
| JUH | Johanniter-Unfall-Hilfe e.V. |
| RettAssG | Rettungsassistentengesetz |
| SOP | Standard Operating Procedure |

**Abbildungsverzeichnis**

Abbildung 1: Kostenentwicklung im deutschen Rettungsdienst 1

Abbildung 2: Berechnung des Benutzungsentgeltes 5

Abbildung 3: Veränderung der Krankheitsbilder im bundesweiten Aufkommen 13
an Notarztalarmierung zwischen 2004 und 2050

Abbildung 4: Wesentliche Kostenfaktoren im Rettungsdienst der Zukunft 16

**Tabellenverzeichnis**

Tabelle 1: Fortbildungspflicht für nichtärztliches Rettungsdienstpersonal in 10
den einzelnen Bundesländern

Tabelle 2: Hilfsfristen der Bundesländer im Vergleich 26

# 1. Einleitung

Ein leistungsfähiger, organisierter Rettungsdienst gilt innerhalb der westlich orientierten Industrienationen als selbstverständlicher Bestandteil des Gesundheitssystems. Gerade das deutsche Rettungssystem, mit seiner flächendeckenden Vorhaltung von Luftrettung, bodengebundenen Rettungsmitteln und der Beteiligung von Ärzten an der präklinischen Versorgung, zählt zu den besten der Welt.[1] Es steht jedoch auch immer wieder in der Kritik zu teuer zu sein.[2, 3]

Analog zur Entwicklung im deutschen Gesundheitswesen insgesamt, sind auch die Ausgaben für den Rettungsdienst in den letzten Jahren kontinuierlich gestiegen. Bei der Betrachtung der Ausgaben für den Rettungsdienst innerhalb der vergangenen zehn Jahre fällt jedoch auf, dass diese im Vergleich zu den Gesamtausgaben für das Gesundheitswesen überproportional gestiegen sind. Während die Ausgaben für das gesamte Gesundheitswesen zwischen den Jahren 1998 und 2007 um 25,6 % stiegen, erhöhten sich die Ausgaben für den Rettungsdienst im gleichen Zeitraum um 42 %[4] (Abb. 1).

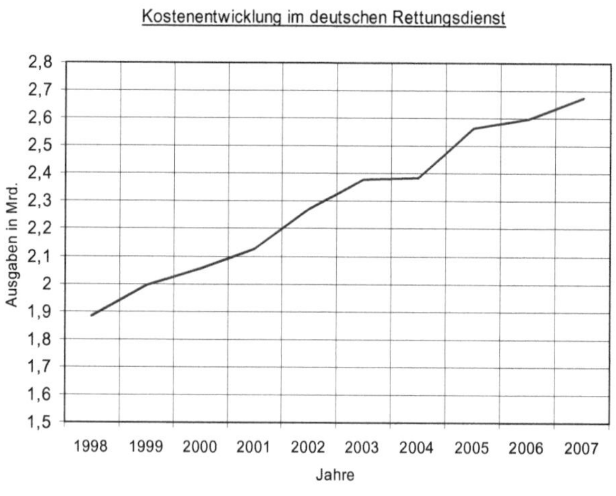

Kostenentwicklung im deutschen Rettungsdienst

Abbildung 1: Kostenentwicklung im deutschen Rettungsdienst 1998 bis 2007 [4]

---

[1] Vgl. Koch, B., et al. (2008), S. 491
[2] Vgl. Skorning, M., et al. (2009), S. 1
[3] Vgl. Verband der Ersatzkassen (2009), S. 3
[4] Vgl. Statistisches Bundesamt (2009a), S 255

Die Grafik zeigt die Entwicklung der Kosten im deutschen Rettungsdienst seit 1998. Der Anstieg ist das Ergebnis stetig steigender Einsatzzahlen, von Tarif- und Benzinpreiserhöhungen und der Verkürzung des Zivildienstes, wodurch mehr hauptamtliches Personal eingestellt werden musste. Kostenträger und Bundesregierung zeigten sich von dieser Entwicklung wenig erfreut und so sollten mit Inkrafttreten der Gesundheitsreform im Jahr 2007 die Budgets pauschal um 3 Prozent gekürzt werden, was aber letztendlich abgewendet wurde.[5]

Im Rahmen der demografischen Entwicklung und den prognostizierten Veränderungen in der Krankenhauslandschaft, aber auch im Bereich der niedergelassenen Ärzte, werden die Ausgaben für den Rettungsdienst in Zukunft weiter steigen.[6] Hier gilt es innovative Strategien zu entwickeln, um die Kosten nicht explodieren zu lassen, bzw. den Nutzen der erbrachten Dienstleistung zu erhöhen.

In der folgenden Arbeit werden, nach einem kurzen historischen Abriss zur Entwicklung des bodengebundenen Rettungsdienstes in Deutschland, die aktuellen Strukturen vorgestellt und kritisch hinterfragt. Im Anschluss folgt die Darstellung künftiger Herausforderungen für den Rettungsdienst und deren Konsequenzen. Darauf aufbauend werden Möglichkeiten der Neustrukturierung aufgezeigt. Einerseits direkt auf den deutschen Rettungsdienst angewendet, andererseits wirft diese Arbeit einen Blick in die USA, um am Beispiel von Wake County EMS (Raleigh, Wake County, North Carolina) zu zeigen, welche Strukturen dort aktuell bestehen und wie mit den bereits genannten Herausforderungen der Zukunft umgegangen wird.

Die Inhalte dieser Arbeit basieren auf der Auswertung und Interpretation vorhandener Literatur und weiterer Quellen, der Berufserfahrung des Verfassers als Rettungsassistent, zweier Auslandspraktika im US-amerikanischen Rettungsdienst in den Jahren 2007 und 2009 und einem Interview mit Jeffrey Hammerstein, District Chief und Public Information Officer des Wake County EMS (Anhang 1).

## 2. Historische Entwicklung des deutschen Rettungsdienstes

Die ersten Ansätze einer notfallmedizinischen Versorgung in Deutschland reichen bis in die Zeit der Kreuzzüge im 11. Jahrhundert zurück. Dennoch dauerte es

---

[5] Vgl. Lambertin, K. (2009), S. 208
[6] Vgl. Behrendt, H. und Runggaldier, K. (2007a), S. 1014-1018

lange, bis rettungsdienstliche Strukturen, als Vorläufer des heutigen Systems, entstanden.[7]

Die Stadt Hamburg betrieb ab dem Jahr 1850 als erste deutsche Stadt einen organisierten Rettungsdienst, bestehend aus einem Krankenwagen.[8] In weiteren Städten und Regionen wurden nachfolgend vergleichbare Institutionen gegründet. Lange Zeit bestand die Aufgabe des „Rettungsdienstes" lediglich darin, die Patienten zu transportieren. Eine Erstversorgung fand so gut wie nicht statt.

Im Jahr 1957 wurden erste Notarztwagen in Heidelberg und Köln in Dienst gestellt, was als Start der notärztlichen Versorgung bezeichnet werden kann.[7] Der in Heidelberg stationierte Notarztwagen, der als „Klinomobil" einem mobilen Operationssaal glich, setzte sich nicht durch. 1964 wechselte man deshalb auf ein PKW-Fahrgestell und gründete so das Rendezvous-System, das sich durch Notarzteinsatzfahrzeuge auszeichnet und im weiteren Verlauf bundesweit übernommen wurde.[9] Im Zuge dieser Entwicklung setzte man in Heidelberg ab dem Jahr 1965 auch erstmals Rettungswagen ein. Die Hauptindikation für den Einsatz der Systeme waren zu dieser Zeit Verkehrsunfälle. Internistische Erkrankungen machten lediglich einen geringen Teil der Einsätze aus.

In den siebziger Jahren veränderte sich die Strategie von „load and go" zu „stay and play". Es fand also nun eine umfassendere Versorgung an der Einsatzstelle statt, bevor man den Patienten ins Krankenhaus transportierte. Diese Veränderung erhöhte auch die Anforderungen an das eingesetzte Personal. Daraus resultierte die Schaffung der Qualifikation des Rettungssanitäters im Jahr 1977, mit einem Ausbildungsumfang von 520 Stunden.

Der Rettungsdienst entwickelte sich fortan kontinuierlich weiter, so dass auch die Qualifikation des Rettungssanitäters als nicht mehr ausreichend angesehen wurde. 12 Jahre nach Einführung des Rettungssanitäters wurde 1989 der Beruf des Rettungsassistenten geschaffen. Hierbei handelt es sich um einen zweijährigen Ausbildungsberuf, der bis heute die höchste nichtärztliche Qualifikation im Rettungsdienst darstellt.

---

[7] Kühn, D. et al. (1998), S. 517, ff.
[8] Paschen, H.R., et al. (2000), S. 266
[9] Sikinger, M., et al. (2005), S. 133

# 3. Rettungsdienst heute

## 3.1 Gesetzliche Rahmenbedingungen

Bedingt durch die föderale Struktur der Bundesrepublik Deutschland, obliegt die Organisation des Rettungsdienstes den einzelnen Bundesländern. Hieraus resultieren 16 Landesrettungsdienstgesetze und Landesrettungsdienstpläne, die Organisation und Durchführung des Rettungsdienstes detailliert regeln. Diese weisen jedoch zum Teil erhebliche Unterschiede auf. So ist bereits die Einordnung der rettungsdienstlichen Aufgaben, Notfallversorgung und qualifizierter Krankentransport, keineswegs gleich. Die Bundesländer Brandenburg, Bremen, Hamburg, Hessen, Nordrhein-Westfalen, Rheinland-Pfalz das Saarland und Sachsen-Anhalt sehen den Rettungsdienst als Teil der Gesundheitsvorsorge und der Gefahrenabwehr.[10, 11, 12, 13, 14, 15, 16, 17] In Bayern und Mecklenburg-Vorpommern definiert man den Rettungsdienst als öffentliche Aufgabe.[18, 19] Eine bedarfsgerechte Versorgung der Bevölkerung mit rettungsdienstlichen Leistungen sehen die Rettungsdienstgesetze von Baden-Württemberg, Berlin und Niedersachsen vor.[20, 21, 22] Keine Angaben bezüglich der Einordnung finden sich in den Gesetzen von Sachsen, Schleswig-Holstein und Thüringen.

Auch die Hilfsfrist, also die zeitliche Vorgabe wie lange es dauern darf, bis das erste Rettungsmittel am Notfallort eintrifft, ist bundesweit nicht einheitlich definiert. Die Zeitspannen differieren zwischen einer Vorgabe von 8 Minuten in Teilen Nordrhein-Westfalens und bis zu 17 Minuten in dünn besiedelten Gebieten Thüringens. Ein Bürger aus Nordrhein-Westfalen, der sich im Wanderurlaub im dünn besiedelten Thüringen befindet, muss also im Notfall unter Umständen doppelt so lange auf Hilfe warten, als dies an seinem Wohnort der Fall wäre.

Mit den Differenzen bei den Zeitvorgaben wird den geographischen Unterschieden der einzelnen Bundesländer Rechnung getragen. Es unterscheiden sich jedoch

---

[10] Vgl. BbgRettG (2008), § 2, Absatz 1
[11] Vgl. BremHilfeG (2009), Teil 3, Kapitel 1, § 24, Absatz 1
[12] Vgl. HmbRDG (1992), Zweiter Teil, § 6
[13] Vgl. HRDG (2005), § 3
[14] Vgl. RettG NRW (2005), § 6
[15] Vgl. RettDG (2007), § 2
[16] Vgl. SRettG (2006), § 2
[17] Vgl. RettDG LSA (2006), § 2
[18] Vgl. BayRDG (2008), Art. 1
[19] Vgl. RDG M-V (2003), 2. Abschnitt, § 6
[20] Vgl. RDG (2010), § 1
[21] Vgl. RDG (2004), § 2
[22] Vgl. NRettDG (2007), 2. Teil, 1. Abschnitt, § 2

nicht nur die Zeitvorgaben selbst, sondern auch der vorgegebene Zielerreichungsgrad und die Bemessungsgrundlage. In der Tabelle im Anhang 2 wird die diesbezügliche Situation in den einzelnen Bundesländern noch einmal anschaulich dargestellt.

Auch die Finanzierung des Rettungsdienstes wird durch die Landesrettungsdienstgesetze geregelt. Eine Grundlage stellen die Benutzungsentgelte dar. Diese werden von den Trägern des Rettungsdienstes, den Landkreisen und kreisfreien Städten, in den meisten Bundesländern direkt mit den Krankenkassen verhandelt. Eine Ausnahme stellen Rheinland-Pfalz, Bayern und das Saarland dar. Hier existieren landesweit einheitliche Benutzungsentgelte. Im Ergebnis führen die Entgeltverhandlungen zu einem Budget, das den Leistungserbringern dann für den verhandelten Zeitraum zur Verfügung steht. Da der Rettungsdienst auf Selbstkostenbasis durchgeführt wird, errechnet sich das Benutzungsentgelt durch die Division der voraussichtlichen Gesamtkosten durch die voraussichtlichen Einsatzzahlen des kommenden Jahres (Abb. 2).

$$\text{Benutzungsentgelt} = \frac{\text{voraussichtl. Gesamtkosten}}{\text{voraussichtl. Anzahl Einsätze}}$$

Abbildung 2: Berechnung des Benutzungsentgeltes

Bei den Kosten für einen Einsatz, den der Privatpatient auf seiner Rechnung vorfindet, handelt es sich demnach nicht um die tatsächlichen Kosten des einen Einsatzes, sondern um eine rechnerische Größe, die sich aus der obigen Gleichung ergibt.

Das Verhandeln der einzelnen Träger mit den Krankenkassen erklärt auch, warum die Benutzungsentgelte regional sehr unterschiedlich ausfallen und Differenzen von mehreren hundert Euro möglich sind. Ein städtischer Rettungsdienst mit kurzen Fahrtstrecken und hohen Einsatzzahlen ist demzufolge auf den ersten Blick günstiger als der Rettungsdienst in einem ländlichen Gebiet mit nur einer geringen Anzahl von Einsätzen. Die Gesamtkosten sind jedoch daraus nicht ersichtlich. Ein bundesweites Benchmarking allein auf Grundlage der Benutzungsentgelte durchzuführen, ist nicht möglich.

Zusätzlich zu den Benutzungsentgelten sehen die Gesetze weitere Finanzierungsmöglichkeiten vor. So können Investitionen in Rettungsleitstellen, Rettungswachen und Rettungsmittel durch Fördermittel der Bundesländer in unterschiedlicher Höhe bezuschusst werden. Ebenso ist ein Eigenanteil für den Rettungsdienstträger vorgesehen.

Neben den Landesrettungsdienstgesetzen existieren weitere Rechtsvorschriften, die den Rettungsdienst beeinflussen. Das Rettungsassistentengesetz, sowie die Rettungsassistentenausbildungs- und Prüfungsverordnung, die auf Bundesebene Gültigkeit besitzen, werden unter Punkt 3.4 genauer beleuchtet.

An dieser Stelle soll jedoch noch auf die Stellung des Rettungsdienstes im Sozialgesetzbuch eingegangen werden. Obwohl der moderne Rettungsdienst mehr als den reinen Transport erbringt und von den meisten Landesrettungsdienstgesetzen als Teil der Gesundheitsvorsorge angesehen wird, ist der Rettungsdienst im fünften Sozialgesetzbuch immer noch nicht als eigene medizinische Leistung anerkannt. Der Rettungsdienst wird hier, nach wie vor, unter § 60 zu den Fahrkosten gezählt.[23] Das erklärt auch, warum lediglich die reine Transportleistung abgerechnet werden kann. Nicht jedoch eine eventuelle Versorgung vor Ort durch das nichtärztliche Rettungsdienstpersonal, ohne dass ein Transport erfolgt.

**3.2 Aufgaben des Rettungsdienstes**

Der Rettungsdienst hat laut den Rettungsdienstgesetzen zwei Aufgaben zu erbringen. Die Notfallversorgung und den qualifizierten Krankentransport.

Die Notfallversorgung umfasst demnach die medizinische Versorgung von Notfallpatienten durch nichtärztliches und ärztliches Rettungsdienstpersonal in entsprechend ausgestatteten Rettungsmitteln. Als Notfallpatient gilt, wer sich in einer akuten medizinischen Notlage befindet, die bereits lebensbedrohlich ist oder im weiteren Verlauf lebensbedrohlich wird, sofern nicht schnellstmöglich eine Therapie eingeleitet wird.

Unter den qualifizierten Krankentransport fallen alle ärztlich angeordneten Beförderungen von Personen, die keine Notfallpatienten sind, aber dennoch eine fachliche Betreuung benötigen. Eine fachliche Betreuung ist bereits dann indiziert, wenn bestimmte Lagerungstechniken beachtet werden müssen. Bei den Mitarbeitern des unqualifizierten Krankentransportes können diese Kenntnisse, mangels Ausbildung, nicht vorausgesetzt werden.

---

[23] Vgl. SGB V (2010), § 60

## 3.3 Organisationsstrukturen der Leistungserbringer

Die Rettungsdienstträger haben die Möglichkeit den Rettungsdienst selbst zu erbringen. Dies ist in größeren Städten, z.B. in Frankfurt, Hamburg und Berlin, häufig der Fall. Der dortige Rettungsdienst ist den Berufsfeuerwehren – und damit den Kommunen - angeschlossen. Allerdings können die Rettungsdienstträger auch Dritte mit der Durchführung der Leistungen beauftragen. Im Regelfall handelt es sich dabei, neben vereinzelten privaten Anbietern, um die Hilfsorganisationen. Nach den Rettungsdienstgesetzen sind diese sogar bevorzugt zu behandeln. Ein wirklicher Wettbewerb ist damit ausgeschlossen. Mit der Frage, ob diese Vergabesystematik überhaupt zulässig ist, hat sich aktuell der Europäische Gerichtshof beschäftigt. Nach dem Urteil müssen zu vergebende Leistungen in den Bundesländern Sachsen-Anhalt, Nordrhein-Westfalen, Niedersachsen und Sachsen in Zukunft europaweit bekannt gemacht werden.[24] Weitere Bundesländer sind von diesem Urteil zunächst nicht betroffen. Deshalb soll an dieser Stelle auf die Strukturen der vier großen Hilfsorganisationen eingegangen werden.

Das Deutsche Rote Kreuz ist der größte Leistungserbringer im deutschen Rettungsdienst. 17.500 Mitarbeiter führen, ausgehend von über 1.400 Rettungswachen, jährlich 2,3 Millionen Notfalleinsätze und 3,2 Millionen Krankentransporte durch.[25] Schwerfällig wirken dagegen die Strukturen. Neben dem Bundesverband existieren 19 Landesverbände und 494 Kreisverbände. Da der Rettungsdienst in den Zuständigkeitsbereich der Kreisverbände fällt, müssen etwaige gleichartige Probleme dennoch hundertfach eigenständig diskutiert und gelöst werden.

8.500 Menschen sind hauptamtlich im Rettungsdienst der Johanniter-Unfall-Hilfe e.V. tätig. Diese leisteten im Jahr 2008 bei 540.873 Notfalleinsätzen Hilfe und führten 361.399 Krankentransporte durch. Die JUH verfügt über 228 Rettungswachen und ist, neben dem Bundesverband, in neun Landesverbänden und mehreren Regionalverbänden organisiert.[26]

Der Arbeiter-Samariter-Bund Deutschland e.V. führte im Jahr 2008 478.955 Notfalleinsätze, sowie 438.298 Krankentransporte durch. 186 Rettungswachen zählen zum ASB. 16 Landesverbände und 227 Regional-, Kreis- und Ortsverbände bilden die Organisationsstruktur.[27]

---

[24] EuGH (2010)
[25] Deutsches Rotes Kreuz (2009a), S. 38-41
[26] Johanniter-Unfall-Hilfe e.V. (2009), S. 26-33
[27] Arbeiter-Samariter-Bund Deutschland e.V. (2010)

Die vierte, im deutschen Rettungsdienst tätige Hilfsorganisation sind die Malteser. Über die Malteser Hilfsdienst gGmbH sind sie mit bundesweit 191 Rettungswachen präsent, erbringen jährlich rund 600.000 Einsätze und beschäftigen etwa 5000 Mitarbeiter.[28]

## 3.4 Qualifikationen und Kompetenzen des nichtärztlichen Personals

Das nichtärztliche Personal unterteilt sich in Rettungssanitäter und Rettungsassistenten.

Rettungssanitäter verfügen über eine Qualifikation, deren Ausbildung insgesamt 520 Stunden umfasst und die über die Rettungssanitäter-Ausbildungs- und Prüfungsverordnungen der einzelnen Bundesländer geregelt wird. Rettungssanitäter dürfen im Krankentransport als Fahrzeugführer (Verantwortlicher) und in der Notfallrettung als Fahrer eingesetzt werden.

Die Qualifikation „Rettungsassistent" setzt eine anerkannte Berufsausbildung voraus, bestehend aus 1200 Stunden Theorie an einer staatlich anerkannten Schule und 1600 Stunden praktischer Tätigkeit auf einer anerkannten Lehrrettungswache unter Anleitung eines Lehrrettungsassistenten. Der schulische Teil wird mit einer Prüfung (schriftlich, mündlich, praktisch) abgeschlossen. Zum Ende des praktischen Jahres wird ein Abschlussgespräch geführt, in dem überprüft wird, ob die praktische Tätigkeit erfolgreich abgeleistet wurde. Anschließend werden alle Nachweise an die zuständige Verwaltungsbehörde übermittelt und dort die Berufsurkunde ausgestellt. Der Rettungsassistent übernimmt die verantwortliche Position auf dem Rettungswagen.

Die Ausbildung zum Rettungsassistenten ist im Rettungsassistentengesetz (RettAssG) und der Rettungsassistenten-Ausbildungs- und Prüfungsverordnung (RettAssAPrV) geregelt. Hier stellt sich jedoch das Problem, dass Rettungsassistent nicht gleich Rettungsassistent ist. Die Ausbildungs- und Prüfungsverordnung gibt zwar zu unterrichtende Themen und Stundenumfänge vor, allerdings sind die Inhalte und deren Tiefe nicht einmal auf Landesebene geregelt. Jede Schule kann somit einen eigenen Lehrplan aufstellen, mit der Konsequenz, dass einzelne Schulen komplexes Wissen vermitteln, während andere lediglich Grundlagen unterrichten.

---

[28] Malteser Hilfsdienst e.V. (2010)

Hinzu kommt, dass die Kompetenzen des Rettungsassistenten abschließend nicht einheitlich und detailliert geregelt sind. Die Entscheidung, welche Maßnahmen ein Rettungsassistent letztendlich eigenverantwortlich durchführen darf, obliegt dem Ärztlichen Leiter des jeweiligen Rettungsdienstbereichs. Z.B. dürfen Rettungsassistenten der DRK Rettungsdienst Mittelhessen ggmbH in den Rettungsdienstbereichen Gießen und Marburg nach entsprechender Schulung eigenverantwortlich Morphin bei Extremitätentrauma und akutem Koronarsyndrom anhand eines vorgegebenen Algorithmus verabreichen[29], während Rettungsassistenten in anderen Bereichen nicht einmal peripher-venöse Zugänge legen dürfen, ohne vorher einen Notarzt nachgefordert zu haben.

Aus Kundensicht ist dieser Zustand als unbefriedigend anzusehen, immerhin unterscheiden sich die Art und Weise der Patientenversorgung und der Beginn der erweiterten Therapie von Landkreis zu Landkreis.

Aus ökonomischer Sicht ist der Zustand ebenfalls als unbefriedigend einzustufen. Andernorts wird für die medikamentöse Schmerzbekämpfung grundsätzlich ein Notarzt benötigt, was zusätzliche Kosten verursacht.

### 3.5 Aufstiegsmöglichkeiten und Durchgängigkeit zu anderen Berufen

Die Aufstiegsmöglichkeiten eines Rettungsassistenten sind äußerst begrenzt. Es besteht zwar die Möglichkeit zahlreiche Zusatzqualifikationen zu erwerben, z.b. Lehrrettungsassistent, Desinfektor oder Organisatorischer Leiter / Einsatzleiter. Jedoch führt dies im Regelfall nicht zu einem wirklichen Aufstieg. Die Übernahme einer Zusatzfunktion beinhaltet eine Funktionszulage, die aber lediglich für die anfallende Mehrarbeit im Vergleich zur Tätigkeit als Rettungsassistent entschädigt. Durch die nur zweijährige Ausbildung zum Rettungsassistenten ist die Durchgängigkeit zu anderen medizinischen Assistenzberufen nicht gegeben. Z.B. haben Krankenpfleger nach § 8 RettAssG die Möglichkeit eine verkürzte Ausbildung zum Rettungsassistenten zu absolvieren. Im Gegenzug ist eine verkürzte Ausbildung zum Krankenpfleger für einen Rettungsassistenten nicht möglich.

---

[29] Vgl. Kill, C. et al. (2007), S. 266-272

## 3.6 Qualifikationen des ärztlichen Personals

In Bezug auf die ärztliche Qualifikation gibt es auch nach mehrfachen Versuchen bisher keine einheitliche bundesweite Regelung. Sowohl die Zusatz-Weiterbildung Notfallmedizin, der Fachkundenachweis Rettungsdienst, aber auch noch andere Qualifikationen sind nach Auskunft der Bundesärztekammer anzutreffen.

Die Zusatz-Weiterbildung Notfallmedizin setzt eine 24-monatige Tätigkeit als Assistenzarzt voraus, darunter 6 Monate im Bereich Intensivmedizin, Anästhesie oder der Notaufnahme. Hinzu kommt eine 80 Stunden umfassende Kurs-Weiterbildung in allgemeiner und spezieller Notfallbehandlung, sowie im Anschluss das Abarbeiten von 50 Notarzteinsätzen unter Anleitung eines verantwortlichen Notarztes.[30] Als Kritikpunkt ist anzumerken, dass zu den 50 abzuarbeitenden Einsätzen jeder Einsatz gezählt wird, der im Rahmen der Hospitation auf dem Notarzteinsatzfahrzeug oder Notarztwagen abgearbeitet wird. Ein im Bereich der inneren Medizin tätiger Arzt wird auch während der Hospitation überwiegend Einsätze abarbeiten, die seinem Fachgebiet entsprechen. Rund 44 Prozent aller Notfalleinsätze haben einen internistischen Hintergrund.[31] Intubationen, Reanimationen oder Verkehrsunfälle wird er unter Umständen nicht begegnen und es gibt keinen Leistungskatalog, der bis zum Beginn der eigenverantwortlichen Notarzttätigkeit abgearbeitet worden sein muss.

Einen Facharzt für Notfallmedizin gibt es bisher in Deutschland nicht. Ein Antrag zur Einführung des Facharztes für Notfallmedizin wurde am 15.04.2008 durch die Deutsche Gesellschaft Interdisziplinäre Notaufnahme e.V. bei der Bundesärztekammer eingereicht[32] und wird vermutlich 2010 Eingang in die Weiterbildungsordnung finden.[33] Der Einsatzbereich des neu geschaffenen Facharztes wird die zentrale Notaufnahme sein.

## 3.7 Fortbildungspflichten

Eine einheitliche, jährliche Fortbildungspflicht existiert für das nichtärztliche Rettungsdienstpersonal nicht. Eine Fortbildungspflicht einzuführen obliegt den einzelnen Ländern und wird in den jeweiligen Landesrettungsdienstgesetzen sowie den mit geltenden Verordnungen geregelt (Tabelle 1).

---

[30] Vgl. Bundesärztekammer (2008), S. 169
[31] Vgl. Bundesanstalt für Straßenwesen (2007), Bericht M 188
[32] Vgl. DGINA (2009)
[33] Vgl. Bundesärztekammer (2009)

| Bundesland | Gesetzliche Regelung | Stundenumfang vorgegeben | Inhalte vorgegeben |
|---|---|---|---|
| Baden-Württemberg | Ja[34] | Mind. 30 h / Jahr | - |
| Bayern | Ja[35] | - | Aktuelle Anforderungen |
| Berlin | - | - | - |
| Brandenburg | Ja[36] | Mind. 24 h / Jahr | - |
| Bremen | Ja[37] | - | Aktuelle Anforderungen |
| Hamburg | Ja[38] | - | - |
| Hessen | Ja[39] | Mind. 38 h / Jahr | Katalog vorgegeben |
| Mecklenburg-Vorp. | Ja[40] | - | Aktuelle Anforderungen |
| Niedersachsen | Ja[41] | - | Entsprechend der Verwendung |
| NRW | Ja[42] | Mind. 30 h / Jahr | Aufgabenbezogen |
| Rheinland-Pfalz | Ja[43] | Mind. 30 h / Jahr | Landesweit vorgegebenes Thema |
| Saarland | - | - | - |
| Sachsen | - | - | - |
| Sachsen-Anhalt | - | - | - |
| Schleswig-Holstein | Ja[44] | - | Aktuelle Anforderungen |
| Thüringen | - | - | - |

Tabelle 1: Fortbildungspflicht für nichtärztliches Rettungsdienstpersonal in den einzelnen Bundesländern

Anhand der Tabelle ist zu erkennen, dass es Bundesländer gibt, die überhaupt keine Fortbildungspflicht für Rettungsdienstpersonal vorsehen. Hier beugen die Hilfsorganisationen einem Mangel an Fortbildung vor, in dem sie auf Bundesebene organisationsübergreifend eine Fortbildung von mindestens 30 Stunden pro Jahr festgelegt haben. Dies gilt ebenso für die Bundesländer, die keine Mindestanzahl von Fortbildungsstunden vorgeben.

Problematisch ist jedoch nicht nur die gesetzliche Regelung bezüglich des vorgegebenen Stundenumfanges, sondern auch in Bezug auf die vorgegebenen Inhalte. So sind in den meisten Bundesländern entweder keine Inhalte benannt oder nur sehr schwammig definiert. Es bleibt den Rettungsdiensten in den einzelnen Rettungsdienstbereichen also freigestellt, welche Themen sie in welchem Umfang unterrichten. Zum Teil erhebliche Differenzen in der Tiefe des vermittelten Stoffes sind ebenso selbstverständlich. Daraus resultieren, wie auch bei den Kompetenzen angesprochen, völlig unterschiedliche Wissensstände beim Personal der Rettungsdienste in Deutschland. Eine Landkarte der Bundesrepublik,

---

[34] Vgl. RDG (2010), § 9, Absatz 3
[35] Vgl. BayRDG (2008), Artikel 44
[36] Vgl. Verordnung über den Landesrettungsdienstplan des Landes Brandenburg (1997), § 10, Abs. 4
[37] Vgl. BremHilfeG (2009), § 32
[38] Vgl. HmbRDG (1992), § 16
[39] Vgl. Rettungsdienstplan des Landes Hessen (2006), S. 24
[40] Vgl. RDG M-V (2003), § 5
[41] Vgl. NRettDG (2007), § 10
[42] Vgl. RettG NRW (1992), § 5
[43] Vgl. LRettDP (2008), S. 42
[44] Vgl. RDG (1991), § 4

farblich unterteilt nach dem Wissenstand des Rettungsdienstpersonals und deren Kompetenzen, käme einem Flickenteppich gleich.

Analog zu den Vorgaben für das nichtärztliche Personal, sind auch die Fortbildungspflichten der Notärzte nicht einheitlich geregelt. Ebenso sind Fortbildungsveranstaltungen, in denen nichtärztliches und ärztliches Personal gemeinsam trainieren, eine Seltenheit. Und das, obwohl beide Gruppen tagtäglich im Team arbeiten. Für den Patienten eine eher ungünstige Situation, da dadurch an der Einsatzstelle gelegentlich konträre Meinungen zur Patientenversorgung herrschen.

# 4. Zukünftige Herausforderungen

## 4.1 Demografische Entwicklung

Eine der großen Herausforderungen der Zukunft, die insbesondere das Sozialsystem der Bundesrepublik Deutschland betrifft, stellt die demografische Entwicklung dar.

Kontinuierlich rückläufige Geburtenraten, kombiniert mit einer höheren Lebenserwartung, werden bis zum Jahr 2050 zu einer Zunahme der älteren Bevölkerungsteile führen. Während der Anteil der über 65-jährigen bei der weiblichen Bevölkerung heute ca. 20 Prozent und bei den Männern ca. 17 Prozent beträgt, wird er bis zum genannten Zeitpunkt fast ein Drittel der Gesamtbevölkerung ausmachen.[45] Damit einhergehend wird sich die Tendenz steigender Einsatzzahlen für den Rettungsdienst fortsetzen. Gleichzeitig kommt es zu einer Verschiebung bei den Einsatzanlässen. Einer reduzierten Anzahl traumatisch, pädiatrisch oder gynäkologisch begründeter Einsätze steht dann eine weiter gestiegene Anzahl internistischer Notfalleinsätze gegenüber.

Abbildung 3 zeigt die prozentuale Veränderung der Krankheitsbilder im bundesweiten Aufkommen an Notarztalarmierung zwischen 2004 und 2050. Auf Grundlage der aktuellen Berechnungen zur Veränderung der Altersstruktur kommt es demnach zu einem Anstieg der Herz-Kreislauf-Erkrankungen um fast 50 Prozent. Außerdem sind starke Zuwächse in den Bereichen ZNS, Atemwegserkrankungen, Stoffwechsel, Abdomen und bei den Fehlfahrten zu

---

[45] Statistisches Bundesamt (2006), S. 5

verzeichnen. Intoxikationen, pädiatrische und gynäkologische Notfälle werden dagegen deutlich seltener der Anlass für einen Notarzteinsatz sein.[46]

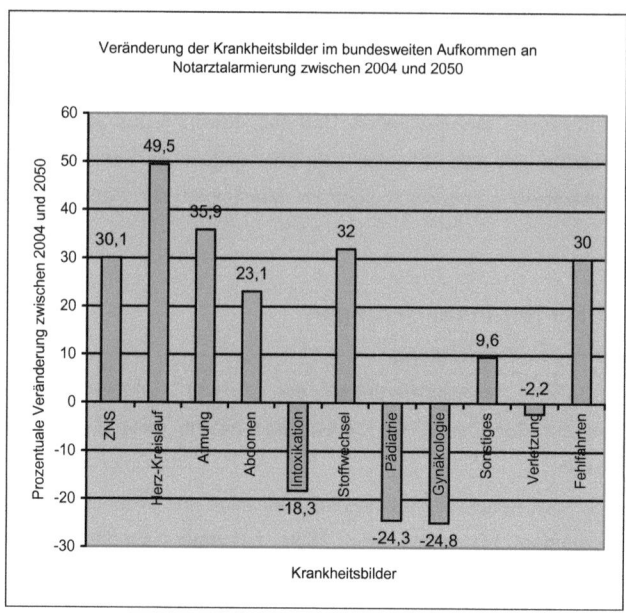

Abb. 3: Veränderung der Krankheitsbilder im bundesweiten Aufkommen an Notarztalarmierung zwischen 2004 und 2050 (Quelle: Behrendt, H., Runggaldier, K. [2007])

Die bisherigen Annahmen orientieren sich ausschließlich am Alter der Patienten. Ein Punkt, der hierbei nicht berücksichtigt wird, ist die demografisch bedingt steigende Belastung der sozialen Sicherungssysteme. In Zukunft werden weniger Beitragszahler für mehr Rentner aufkommen müssen. Auch die gesetzliche Krankenversicherung und die Pflegeversicherung werden ihr Beitragsniveau bei gleicher Leistung nicht auf heutigem Stand halten können. Hierzu existieren derzeit zwei Lösungsmöglichkeiten, sofern das Rentenalter nicht erhöht werden soll. Erstens, die deutliche Anhebung der Beitragssätze. Zweitens, das Beibehalten der Beitragssätze bei gleichzeitiger Reduktion der Leistungen, mit der Konsequenz, dass jeder Bürger zusätzlich eine private Vorsorge abschließen muss. Beide Maßnahmen führen zu einer steigenden Gesamtbelastung der Bürger, die Realeinkommen sinken.[47] Da Einkommenssituation und Gesundheitszustand in

---

[46] Vgl. Behrendt, H., Runggaldier, K. (2007b), S. 1018
[47] Bomsdorf, E. (2004), S. 14 ff.

Zusammenhang stehen,[48] kommt es bei der Umsetzung der oben genannten Maßnahmen zur Verschlechterung der allgemeinen Gesundheitssituation, insbesondere bei den Geringverdienern. Auch dies wird eine verstärkte Inanspruchnahme rettungsdienstlicher Leistungen auslösen. Gleichwohl ist eine genaue Berechnung nicht möglich, da bei einer Datenerhebung anhand der Einsatzdokumentation den Einsätzen zwar das Alter der Patienten zugeordnet werden kann, jedoch nicht deren Einkommenssituation. Somit ist die diesbezügliche Entwicklung nur schwer absehbar und muss letztendlich abgewartet werden.

**4.2 Veränderungen der ärztlichen Versorgung**

Als Konsequenz der demografischen Entwicklung und einer zunehmenden Ökonomisierung im Gesundheitssektor, ergeben sich Veränderungen im Bereich der ärztlichen Versorgung. So hat die Zahl der Krankenhäuser in Deutschland seit dem Jahr 1991 kontinuierlich abgenommen. Von ursprünglich 2.411 Einrichtungen im Jahr 1991 sank die Zahl auf 2.083 Einrichtungen im Jahr 2008.[49] Dies entspricht einem Rückgang um 13,6 Prozent.

Durch die Einführung der Fallpauschalen (DRG) ergeben sich weitere Veränderungen. Wirtschaftliche und unwirtschaftliche Abteilungen eines Krankenhauses können klar identifiziert werden. Zudem kommt es zu verstärktem Wettbewerb zwischen den Kliniken. Um sich am Markt gut positionieren und behaupten zu können, müssen unwirtschaftliche Abteilungen geschlossen oder umstrukturiert und profitable Abteilungen ausgebaut werden. Dies führt zu einer zunehmenden Spezialisierung im Krankenhaussektor, so dass unter Umständen längere Wege in Kauf genommen werden müssen, um einzelne Fachabteilungen zu erreichen.[50]

Für den Rettungsdienst bedeutet dies, dass zukünftig vermehrt sog. Sekundäreinsätze, also Verlegungen von Klinik zu Klinik, zu bewältigen sind. Bei Patienten, die im Notfall unmittelbar eine bestimmte Fachabteilung benötigen, verlängert sich die bisherige Einsatzdauer, so dass das entsprechende Rettungsmittel über einen vergleichsweise längeren Zeitraum nicht zur Verfügung steht.

---

[48] Grünheid, E. (2004), S.37
[49] Statistisches Bundesamt (2009), S. 15
[50] Hennes, P. et al. (2001), S. 4

Veränderungen zeichnen sich aber nicht nur im klinischen Bereich, sondern auch bei den niedergelassenen Ärzten ab. Gemäß der Bedarfsplanungs-Richtlinie der vertragsärztlichen Versorgung steht die Anzahl der niedergelassenen Ärzte mit einer Kassenarztzulassung in einem festgelegten Verhältnis zur Einwohnerzahl des jeweiligen Planungsbereiches. Für die Zukunft hat dies zur Folge, dass bei Abnahme der Einwohnerzahlen – insbesondere in den ländlichen Räumen – auch die Arztdichte sinken wird. Gleichzeitig haben immer mehr niedergelassene Ärzte Schwierigkeiten einen Nachfolger für ihre Praxis zu finden, da die wirtschaftliche Lukrativität sinkt.[51] Gerade für die alternde Bevölkerung bedeutet das, den nächsten niedergelassenen Arzt evtl. nicht mehr in unmittelbarer Nähe vorzufinden. Die individuelle Versorgungssituation verschlechtert sich. Sollte es in diesem Rahmen zu subjektiv und objektiv inakzeptablen Fahrt- oder Wartezeiten kommen, wird dies ebenfalls eine erhöhte Nachfrage nach rettungsdienstlichen Leistungen bewirken.

**4.3 Kostenentwicklung**

Ein Großteil der Kosten im Rettungsdienst wird allein durch die gesetzliche Pflicht zur Vorhaltung der rettungsdienstlichen Infrastruktur verursacht. Der Anteil der Personalkosten beträgt hierbei 70 bis 80 Prozent. Weitere Kosten entstehen durch die Anschaffung und Unterhaltung der Fahrzeuge, die Einrichtung und Unterhaltung der Rettungswachen, sowie die Medizintechnik. Nur ein geringer Prozentsatz der Kosten entsteht durch das unmittelbare Einsatzgeschehen. Die zukünftige Entwicklung der Kosten steht demnach u.a. in unmittelbarem Zusammenhang mit der Entwicklung der Gehälter.

In diesem Kapitel wurden bereits zwei zukünftige Problemstellungen beschrieben. Führen diese nicht bloß zu einer erhöhten Auslastung der vorhandenen rettungsdienstlichen Ressourcen, sondern wird die Indienststellung zusätzlicher Ressourcen erforderlich, entstehen weitere Kosten. Auch die Entwicklung des Öl-, bzw. des Dieselpreises, die etwaige Abschaffung des Zivildienstes und der Umfang von technischen Neu- und Weiterentwicklungen bei der eingesetzten Medizintechnik, spielen im Hinblick auf die Kostenentwicklung eine Rolle. In Abbildung 4 werden die wesentlichen Kostenfaktoren noch einmal anschaulich dargestellt.

---

[51] Kassenärztliche Vereinigung Bayern (2009), S. 3

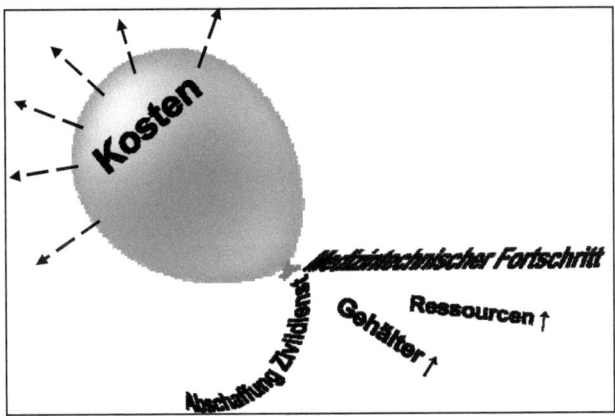

Abb. 4: Wesentliche Kostenfaktoren im Rettungsdienst der Zukunft

Ingesamt ist festzustellen, dass die zukünftige tatsächliche Kostenentwicklung sehr stark von vielen einzelnen Faktoren abhängt, deren Verläufe aktuell nur schwer zu prognostizieren sind. Zweifellos ist aufgrund der sich abzeichnenden Veränderungen jedoch davon auszugehen, dass die Kosten für das System Rettungsdienst auch in Zukunft weiter steigen werden.

## 5. Möglichkeiten der Neustrukturierung

### 5.1 Veränderung der Rahmenbedingungen

Wie bereits beschrieben, existieren bezüglich der gesetzlichen Einordnung der rettungsdienstlichen Aufgaben, der Hilfsfristen, der Aus- und Fortbildung des Personals und deren Kompetenzen zum Teil erhebliche Unterschiede, bzw. keine einheitlichen Regelungen.

Um hier eine Veränderung herbeizuführen, ohne die föderale Struktur der Bundesrepublik Deutschland zu verletzen, erscheint die Verabschiedung einer nationalen Richtlinie Rettungsdienst sinnvoll. Anhand einer solchen Richtlinie können alle Punkte geregelt werden, die nicht an länderspezifische Besonderheiten angepasst werden müssen. Neben der einheitlichen Einordnung der rettungsdienstlichen Aufgaben, z.B. als öffentliche Aufgabe zur Gefahrenabwehr und Bestandteil der Gesundheitsvorsorge, ist eine Vorgabe bezüglich der Mindestanzahl zu erbringender Fortbildungsstunden wünschenswert. Im Idealfall sowohl für das nichtärztliche als auch für das ärztliche Personal. Als Maßstab für die Mindestanzahl eignen sich die von allen Hilfsorganisationen vereinbarten 30 Stunden.

Ebenso ist eine einheitliche Qualifikation für das ärztliche Personal zu fordern. Hier ist zu überlegen, ob der zukünftige Facharzt für Notfallmedizin, der im Bereich der Notaufnahme eingesetzt werden soll, nicht auch die ideale Qualifikation für die Präklinik darstellt. Dies würde eine fachübergreifende, qualitativ hochwertige Versorgung gewährleisten.

In Bezug auf die Hilfsfrist muss lediglich eine allgemein gültige Definition für den Bemessungszeitraum gefunden und der Zielerreichungsgrad festgelegt werden. Eine Vereinheitlichung der eigentlichen Zeitvorgabe muss nicht erfolgen. Denn es ist durchaus sinnvoll die geografischen Verhältnisse in den einzelnen Bundesländern zu berücksichtigen, um Kosten und Nutzen in einem angemessenen Verhältnis zu halten. Eine US-Studie[52] aus dem Jahr 1998 zeigte zudem bei 9.559 berücksichtigen Traumapatienten, dass Patienten, die innerhalb von 8 Minuten durch den Rettungsdienst erreicht wurden, keinen Vorteil gegenüber Patienten hatten, bei denen der Rettungsdienst erst nach 12 Minuten eintraf. Ein signifikanter Vorteil für den Patienten konnte nur nachgewiesen werden, wenn die Eintreffzeit unter 4 Minuten lag. Die Studie verdeutlicht, dass den Patienten durch unterschiedliche Zeitvorgaben keine Nachteile entstehen.

Dass das Rettungsassistentengesetz einer Novellierung bedarf, wurde auf politischer Ebene inzwischen registriert. Nach mehreren Gesprächen ab dem Jahr 2007[53], an denen unter anderem Fachgesellschaften und Berufsverbände teilnahmen, ist man jedoch auch drei Jahre später noch zu keinem übereinstimmenden Ergebnis oder gar einem beschlussfähigen Gesetzesentwurf gekommen. Demzufolge lassen auch eine klare Regelung der Kompetenzen und der Ausbildungsinhalte weiter auf sich warten. Außerdem die Verlängerung der Berufsausbildung auf drei Jahre, was auch eine verbesserte Durchgängigkeit zu verwandten Berufen ermöglichen würde.

Hinsichtlich der Stellung des Rettungsdienstes im fünften Sozialgesetzbuch ist ebenfalls eine Novellierung erforderlich. Der bislang zu den Fahrtkosten zählende Rettungsdienst sollte als eigenständige Leistung aufgenommen werden, um den aktuellen Aufgaben des Rettungsdienstes gerecht zu werden und damit auch eine Versorgung vor Ort, ohne einen erfolgten Transport, abrechnungsfähig zu machen.

---

[52] Pons, P. und Markovchick, V. (2005), S. 594-600
[53] Deutscher Bundestag (2006), Drucksache 16/3343

## 5.2 Einsparungen und Effizienzsteigerung

Ziel dieses Abschnittes ist es, Möglichkeiten aufzuzeigen, Einsparungen vorzunehmen, ohne das Personal im Einsatzdienst zu reduzieren und das aktuelle Versorgungsniveau zu gefährden. Weiterhin sollen keine Einsparungen bei den Gehältern erfolgen, obwohl ein Großteil der Gesamtkosten durch die Personalkosten verursacht wird. Ein Rettungsassistent sollte in der Lage sein eine Familie mit zwei Kindern problemlos ernähren zu können. Da die rettungsdienstliche Infrastruktur per Gesetz vorgehalten werden muss und allein durch diese Vorhaltung Kosten entstehen, bleibt letztendlich nur die Suche nach Optimierungspotenzial.

Bereits bei der Analyse der organisatorischen Strukturen des größten deutschen Leistungserbringers, dem Deutschen Roten Kreuz, ergeben sich Einsparmöglichkeiten. 494 Kreisverbände, in deren Zuständigkeit der Rettungsdienst fällt, sind nicht nur schwerfällig, sondern kosten Geld. Das hat mittlerweile auch das DRK erkannt und möchte im Rahmen der „Strategie 2010[plus]" die Strukturen insoweit verändern, dass gleiche Probleme in Zukunft auf allen Ebenen gemeinsam besprochen und gelöst werden.[54] Insgesamt ist bei allen Hilfsorganisationen aus Gründen der Wirtschaftlichkeit anzustreben, dass kleinere Kreisverbände zu Regionalverbänden verschmelzen, um die Verwaltungskosten zu reduzieren.

Hieraus ergeben sich gleichzeitig weitere Synergieeffekte. Die Fahrzeug- und Materialbeschaffung kann zentral durchgeführt werden. Die zahlenmäßig größeren Bestellungen führen zu verbesserten Konditionen bei den Lieferanten. Insbesondere bei den ständig benötigten Verbrauchsmaterialien, wie z.B. Einmalhandschuhe, Venenverweilkanülen, Sauerstoffzubehör, usw., tragen die verbesserten Konditionen zu einer Senkung der Gesamtkosten bei. Durch ein konsequent praktiziertes Einkaufsmanagement sind hier dauerhaft gute Erfolge zu erzielen.

Die Schaffung einer bundesweit einheitlichen Regelkompetenz für Rettungsassistenten ist, gerade vor dem Hintergrund der demografischen Entwicklung und den daraus resultierenden Verschiebungen bei den Einsatzanlässen, eine weitere Möglichkeit sinnvoll Kosten zu senken und gleichzeitig die Effizienz zu steigern. So wird bei entsprechend ausgebildetem

---

[54] DRK (2009b), S. 36

Personal z.B. kein Notarzt für die Durchführung einer Analgesie bei einem sonst kreislaufstabilen Patienten benötigt. Auch bei Patienten mit Schlaganfallsymptomatik, das Vorliegen keiner Bewusstseinsstörung oder weiterer Komplikationen vorausgesetzt, kann die Versorgung allein durch das Team eines Rettungswagens erfolgen. Hier wirkt sich das Abarbeiten des Einsatzes durch nur ein Rettungsteam zudem positiv auf die Einsatzdauer aus - und damit direkt auf das Outcome des Patienten. Ähnliches lässt sich auf weitere Einsatzszenarien übertragen. Ziel soll es allerdings nicht sein, den Notarzt zu ersetzen, sondern die Einsatzstrategien kritisch zu überdenken. Aufgrund der bereits genannten Verschiebungen bei den Einsatzanlässen ist sonst eine Ausweitung der Vorhaltung von notarztbesetzten Rettungsmittel unumgänglich.

Als letzte Variante kommt das Anbieten weiterer Leistungen der Gesundheitsvorsorge in Frage. In der einsatzfreien Zeit, die gerade in ländlich strukturierten Bereichen überwiegt, können für die Bevölkerung kostenfreie Blutdruck- und Blutzuckermessungen durchgeführt, sowie Aufklärungs- und Beratungsarbeit geleistet werden. Dieses Angebot sollte sowohl an die gesunde Bevölkerung, als auch an Menschen mit Vorerkrankungen gerichtet sein. Gefährliche Erkrankungen oder Krankheitsentwicklungen - z.B. erhöhter Blutdruck beim Bluthochdruckpatienten - werden frühzeitig erkannt und durch Aufklärung oder Beratung der ein oder andere Notfall mit all seinen Folgekosten vermieden. Die dafür notwendigen Ressourcen stehen ohnehin zur Verfügung und verursachen, unabhängig von ihrem Einsatz, Kosten.

Das Hessische Rettungsdienstgesetz zieht in § 3, Absatz 1 bereits diese Variante in Betracht. So heißt es: „(…) Außerdem kann der Rettungsdienst weitere Aufgaben der Gesundheitsvorsorge übernehmen, wenn dadurch seine rettungsdienstlichen Aufgaben nicht beeinträchtigt werden und die Finanzierung gesichert ist."

### 5.3 Ein Blick ins Ausland

Wenngleich die demografische Entwicklung in den USA günstiger verläuft als in Deutschland, ist die Entwicklung der Einsatzzahlen und der Kosten nahezu identisch. Eine Möglichkeit den Rettungsdienst effizienter zu gestalten, soll nachfolgend am Beispiel von Wake County, North Carolina, aufgezeigt werden.

Wake County, North Carolina, gehört zu den am schnellsten wachsenden Regionen der USA und hatte im Jahr 2009 einen Bevölkerungszuwachs von 95

Einwohnern pro Tag zu verzeichnen. Die Gesamteinwohnerzahl beträgt 902.986, wovon 47,6 Prozent über einen Bachelor-Abschluss oder höher verfügen. Die Arbeitslosenrate beträgt 6,1 Prozent. 8,3 Prozent der Bevölkerung leben unterhalb der Armutsgrenze.[55]

Der Rettungsdienst ist dem Wake County Department of Emergency Medical Services unterstellt. Mit der Leistungserbringung sind, neben Wake County EMS als größtem Leistungserbringer, fünf weitere Organisationen beauftragt.[56] Die eingesetzten Rettungswagen sind mit mindestens einem Paramedic, der höchsten rettungsdienstlichen Qualifikation im amerikanischen Rettungsdienst, besetzt. Notärzte im deutschen Sinn gibt es nicht. Die Dauer der Ausbildung zum Paramedic ist mit der des deutschen Rettungsassistenten vergleichbar. Die Kompetenzen sind auch in den USA von County zu County verschieden und hängen von den Freigaben des jeweiligen ärztlichen Leiters ab. Insgesamt sind sie jedoch umfangreicher als in Deutschland und durch Standard Operating Procedures (SOP´s) geregelt.

Im Jahr 2008 wurden in Wake County 69.000 Einsätze abgearbeitet und 48.000 Patienten transportiert.[56] Hierbei handelt es sich nahezu ausschließlich um Notfalleinsätze, da qualifizierte Krankentransporte durch Privatunternehmen durchgeführt werden. Es ist jedoch anzumerken, dass auch kein ärztlicher Notdienst existiert. Den Patienten bleibt somit nur die Wahl, sich entweder direkt in die Notaufnahme (Emergency Department) zu begeben oder den Rettungsdienst zu rufen.

Die Hilfsfrist bis zum Eintreffen einer Advanced-Life-Support-Einheit, dem alle eingesetzten Rettungswagen entsprechen, beträgt 11:59 Minuten in 90 Prozent aller Fälle. Advanced-Life-Support bedeutet, dass erweiterte medizinische Maßnahmen durchgeführt werden können. Zudem soll bereits nach 4:59 Minuten in 90 Prozent aller Fälle die Erstversorgung begonnen werden[57], weshalb zu jedem medizinischen Notfall grundsätzlich ein Fahrzeug der Feuerwehr mit ausrückt.

Wake County EMS betreibt 19 Rettungswagen auf 14 Rettungswachen. Die Schichtmodelle sehen 12- und 24-Stunden-Schichten vor. Pro Schicht befinden zudem 3 District-Chiefs (Bereichsleiter) im Dienst, die als Supervisoren bei größeren oder komplexeren Einsatzsituationen eingesetzt werden. Außerdem

---

[55] Wake County Government (2010)
[56] Wake County Department of Emergency Medical Services (2010)
[57] Myers, J. B. (2009)

fungieren sie als die direkten Vorgesetzten der Mitarbeiter in ihrem Bereich und haben administrative Aufgaben zu erfüllen.

Aufgrund steigender Einsatzzahlen - auch von Patienten, die aufgrund ihrer Erkrankung immer wieder den Rettungsdienst alarmierten - einer großen Zahl junger Mitarbeiter und dem Problem, dass bei langwierigen Entscheidungen immer ein Rettungswagen gebunden war, wurde im Januar 2009 das Advanced Practice Paramedic (APP) Program gestartet. Dieses Programm ist in dieser Form in den USA bislang einmalig.

Um an der Qualifizierung zum APP teilnehmen zu können, mussten die Bewerber mindestens drei Jahre als Paramedic innerhalb von Wake County tätig gewesen sein und durften sowohl innerbetrieblich als auch im Einsatz keinerlei Auffälligkeiten gezeigt haben.

Die Teilnehmer des ersten APP-Kurses hatten ein 8-wöchiges Schulungsprogramm zu absolvieren, bestehend aus theoretischen Teilen und verschiedenen Praktika (Klinik, Leitstelle), mit abschließender Zertifizierung. Der aktuell laufende, zweite Kurs, hat einen Umfang von 6 Wochen, wobei insgesamt 10 Tage auf den theoretischen Teil entfallen. Die Inhalte erstrecken sich vom Umgang mit Patienten, die keine Notfallpatienten im eigentlichen Sinn sind, über Epidemiologie, Rechtsgrundlagen, Pharmakologie und kritischen Krankheitsbildern, bis hin zum Massenanfall von Verletzten.[58] Im Anschluss folgt ein einwöchiges Training in Krisenintervention und zum Abschluss die Zertifizierung.

Im Einsatzalltag werden die APP´s bei allen als kritisch eingestuften Patienten zusätzlich zu Rettungswagen und Feuerwehr disponiert. Außerdem bei allen Formen von Intoxikationen und psychiatrischen Notfällen, um eine eventuelle Alternative zur Notaufnahme als Transportziel ausmachen zu können. Ziel ist es, die Versorgung kritisch kranker Patienten durch weitere Kompetenzen zu verbessern und den jüngeren Kollegen im Hintergrund zur Verfügung zu stehen und damit Sicherheit zu vermitteln.

Weiterhin führen die APP`s Hausbesuche durch, um Patienten bei Fragen und Problemen zu ihrer Erkrankung beraten und unterstützen zu können. Die Information der APP´s erfolgt einerseits durch die Besatzungen der Rettungswagen, andererseits durch eine Datenbank, in der Patienten, die eine bestimmte Versorgung erfahren haben, registriert werden – z.B. gestürzte, ältere

---

[58] Wake County EMS (2010)

Menschen, mit Vernebler behandelte Kinder, in irgendeiner Form behandelte Diabetiker, etc.. Der diensthabende APP nimmt telefonischen Kontakt mit diesen Patienten auf und fragt dann, ob ein entsprechender Hausbesuch gewünscht ist. Für die Zukunft ist nach Klärung der Rechtslage angedacht, die Patienten bereits nach einem Klinikaufenthalt zu identifizieren und so noch früher betreuen zu können.

Während der Zeit von 7 bis 19 Uhr befinden sich 5 APP-Einheiten im Dienst, nachts reduziert sich die Zahl auf 2 APP-Einheiten. In den ersten 5 Wochen wurden durch die APP´s 2.309 Einsätze geleistet, darunter 99 Reanimationen und 54 Hausbesuche. Die Anzahl der Hausbesuche reichen von einem bis hin zu 6 Hausbesuchen pro Patient.

Ein Beispiel des Erfolges: in den ersten 4 Wochen rief eine Diabetikerin dreimal den Rettungsdienst aufgrund einer Unterzuckerung, 70 mal innerhalb der letzten 5 Jahre. Nachdem die Hausbesuche terminiert wurden, fand der APP die Patientin beim zweiten Hausbesuch mit einer Unterzuckerung. In diesem Fall wurde kein Rettungswagen benötigt und weitere Besuche gemeinsam mit dem Hausarzt terminiert. Bis zur Veröffentlichung der Daten hatte die Patientin 28 Tage keinen Rettungsdienst alarmiert, so dass insgesamt 6 Einsatzstunden eines Rettungswagens eingespart werden konnten.[58]

## 6. Zusammenfassung und Fazit

Die vorliegende Arbeit zeigt, dass der deutsche Rettungsdienst ein insgesamt leistungsfähiges System darstellt. Insbesondere durch die Beteiligung von Ärzten in der Präklinik können auch komplexe Erkrankungen qualitativ hochwertig versorgt werden. Allerdings sind die Ausbildungs- und Kompetenzunterschiede groß, so dass hier unbedingt eine Vereinheitlichung auf den Weg gebracht werden muss. Gleiches gilt für den Bereich der Fortbildungspflichten und die Bemessungsgrundlage, sowie den Zielerreichungsgrad bei den Hilfsfristen. Die Grundlage könnte eine nationale Richtlinie bilden, mit der einheitliche Standards vorgegeben werden. Regionale Besonderheiten sollten jedoch auch weiterhin berücksichtigt werden können.

Die Wirtschaftlichkeit des Rettungsdienstes wurde aufgrund des Selbstkostenprinzips lange Zeit etwas vernachlässigt, eine Optimierung der bestehenden Strukturen und die Ausnutzung von Synergieeffekten erfolgte nur regional. Vor dem Hintergrund der demografischen Entwicklung und den damit verbundenen Veränderungen hinsichtlich der Einsatzzahlen, der Krankenhauslandschaft und der kassenärztlichen Versorgung, gilt es aktuell mehr denn je wirtschaftlich zu arbeiten. Als Möglichkeiten bieten sich die Schaffung organisatorisch größerer Bereiche, die Überprüfung und Neuordnung von Ausbildung und Kompetenzen des Personals, aber auch der Erweiterung des Tätigkeitsfeldes des Rettungsdienstes, z.b. durch die Übernahme von Beratungs- und Aufklärungsarbeit in der einsatzfreien Zeit.

Bei Wake County EMS in North Carolina, USA, startete zu Beginn des Jahres 2009 das Advanced Practice Paramedic Program. Speziell ausgebildete Paramedics unterstützen seitdem ihre Kollegen im Einsatz bei kritisch kranken Patienten und übernehmen zudem Hausbesuche bei Patienten, die offensichtliche Probleme im Umgang mit ihren Grunderkrankungen aufweisen. Durch dieses Programm wird die Versorgung verbessert und außerdem Einsatzstunden eingespart, da Notfallsituationen in Einzelfällen reduziert werden können.

Die Zukunft des deutschen Rettungsdienstes liegt ebenfalls in der Übernahme weiterer Aufgaben der Gesundheitsvorsorge. Aktion statt bisher Reaktion muss die Devise lauten, um so dazu beizutragen, die Folgekosten für das gesamte Gesundheitssystem zu reduzieren und damit auch den Nutzen des Rettungsdienstes zu erhöhen. Denn sonst werden, bei lediglich weiter steigenden Kosten, relativ zeitnah Budgetkürzungen auf der Agenda von Politik und Krankenkassen stehen.

# Literaturverzeichnis

*Behrendt, H., Runggaldier, K. (2007a):* Demographischer Wandel: Wie entwickelt sich der Rettungsdienst bis 2050? in: Rettungsdienst, 2007, 30. Jahrgang, S. 1014-1018

*Behrendt, H., Runggaldier, K. (2007b):* Demographischer Wandel: Wie entwickelt sich der Rettungsdienst bis 2050? in: Rettungsdienst, 2007, 30. Jahrgang, S. 1018

*Bomsdorf, E. (2004):* Der demographische Wandel und seine Folgen für die sozialen Sicherungssysteme, in: Scholz, R. und Flöthmann, J. (Hrsg.), Lebenserwartung und Mortalität, Bundesinstitut für Bevölkerungsforschung, Materialien zur Bevölkerungswissenschaft, 2004, Heft 111, Wiesbaden 2004, S. 14

*Grünheid, E. (2004):* Einflüsse der Einkommenslage auf Gesundheit und Gesundheitsverhalten, in: Bundesinstitut für Bevölkerungsforschung, Materialien zur Bevölkerungswissenschaft, Heft 102f, Wiesbaden 2004, S. 37

*Hennes, P., Reinhardt, K., RUN Rettungswesen und Notfallmedizin GmbH (2001):* Rettungsdienst und Kostendämpfung im Gesundheitswesen, in: Handbuch des Rettungswesens, 2001, A 5.2.3, Witten 2001, S. 4

*Kassenärztliche Vereinigung Bayern (2009):* KVB informiert, in: Bayerisches Ärzteblatt, April 2009, S. 3

*Kill, C., Greb, I., Wranze, E., Hartmann, H., Hündorf, H.P., Gliwitzki, B., Wulf, H. (2007):* Kompetenzentwicklung im Rettungsdienst, in: Notfall+Rettungsmedizin, 2007, 10. Jahrgang, S. 266-272

*Koch, B., Wendt, M., Lackner, C.K., Ahnefeld, F.-W. (2008):* Herausforderungen an die Notfallversorgung der Zukunft, in: Notfall & Rettungsmedizin, 2008, 11. Jahrgang, S. 491-499

*Kühn, D., Luxem, J., Runggaldier, K. (Hrsg.) (1998):* Rettungsdienst, 1. Auflage, München 1998

*Lambertin, K. (2009):* Die Gewerkschaften und die Gesundheitsreform 2007, in: Schroeder, W., Paquet, R. (Hrsg.), Gesundheitsreform 2007 – Nach der Reform ist vor der Reform, 1. Auflage, Wiesbaden 2009, S. 208

*Paschen, H.R., Krause, H., Moecke, H.P. (2000):* Notfallmedizinisches Zentrum Hamburg, in: Notfall & Rettungsmedizin, 2000, 3. Jahrgang, S. 266

*Pons, P., Markovchick, V. (2001):* Eight minutes or less: Does the ambulance response time guideline impact trauma patient outcome? In: Academic Emergency Medicine, 2005, 12. Jahrgang, S. 594-600

*Rindtorff, E. (2010)*: Rettungsdienst und Vergaberecht: Keine Bereichsausnahme für den Rettungsdienst, S. 1-2

*Sikinger, M., Bernhard, M., Bujard, M., Serf, C., Sacconi, T., Hillger, K., Gries, A. (2005)*: Notfallmedizin gestern, heute und morgen, in: Notfall & Rettungsmedizin, 2005, 8. Jahrgang, S. 133

*Skorning, M., Bergrath, S., Rörtgen, D., Brokmann, J.C., Beckers, S.K., Protogerakis, M., Brodziak, T., Rossaint, R. (2009)*: "E-Health" in der Notfallmedizin – das Forschungsprojekt Med-on-@ix, in: Der Anaesthesist, 2009, 58. Jahrgang, S. 285-292

**Verzeichnis sonstiger Quellen**

*Arbeiter-Samariter-Bund Deutschland e.V. (2010)*: Der ASB in Stichworten und Zahlen, URL: http://www.asb.de Stand: 06.05.2010

*Bundesanstalt für Straßenwesen (2007)*: Leistungen des Rettungsdienstes. In: Bericht M 188

*Bundesärztekammer (2008)*: (Muster-) Weiterbildungsordnung vom Mai 2003 mit allen späteren Änderungen in der Fassung vom 28.03.2008,      S. 169

*Bundesärztekammer (2009)*: Antwort der Bundesärztekammer zum Antrag der DGINA zur Einführung des Facharztes für Notfallmedizin in Deutschland. URL: http://www.dgina.de/pages/posts/antwort-der-bundesaerztekammer-zum-antrag-zur-einfuehrung-des-facharztes-fuer-notfallmedizin98.php Stand: 06.05.2010

*Deutscher Bundestag, 16. Wahlperiode (2006)*: Dem Beruf des Rettungsassistenten eine Zukunftsperspektive geben – Das Rettungsassistentengesetz novellieren, BT-Drs. 16/3343

*Deutsches Rotes Kreuz (2009a)*: Das Deutsche Rote Kreuz, in: DRK Jahrbuch 2008, S. 38-41

*Deutsches Rotes Kreuz (2009b)*: Das DRK im Überblick, in: DRK Jahrbuch 2008, S. 36

*DGINA (2008)*: Antrag zur Einführung des Facharztes für Notfallmedizin in Deutschland

*Johanniter-Unfall-Hilfe e.V. (2009)*: Statistik, in: Jahresbericht 2008, der Leistungsbericht der Johanniter-Unfall-Hilfe e.V., Berlin 2009

*Malteser Hilfsdienst e.V. (2010)*: Zusammengetragen, Fakten und Informationen zum Malteser Rettungsdienst, URL: http://www.malteser.de Stand: 06.05.2010

*Myers, J. B.* (2009): The Well-Person-Check

*Statistisches Bundesamt (2006)*: Bevölkerung Deutschlands bis 2050, Wiesbaden, 2006

*Statistisches Bundesamt (2009a)*: Statistisches Jahrbuch 2009, Wiesbaden 2009

*Statistisches Bundesamt (2009b)*: Gesundheit, Grunddaten der Krankenhäuser, Fachserie 12, Reihe 6.1.1, Wiesbaden 2009

*Verband der Ersatzkassen (2009)*: Positionspapier Rettungsdienst, Stand: August 2009

*Wake County Department of EMS (2010)*: Department Overview. URL: www.wakegov.com Stand: 11.05.2010

*Wake County EMS (2010)*: Wake County EMS APP Course, Version 1.28.2010

*Wake County Government (2010)*: Fast Facts. URL: www.wakegov.com Stand: 11.05.2010

**Verzeichnis der verwendeten Gesetze und Verordnungen**

*2. AVBayRDG (2002)*: Zweite Verordnung zur Ausführung des Bayerischen Gesetzes über den Rettungsdienst vom 13. August 1975 mit allen späteren Änderungen in der Fassung vom 4. Dezember 2002. In: GVBI S. 910

*BayRDG (2008)*: Bayerisches Rettungsdienstgesetz vom 22. Juli 2008. In: GVBI 2008, S. 429

*BbgRettG (2008)*: Gesetz über den Rettungsdienst im Land Brandenburg vom 14. Juli 2008. In: GVBI.I/08, (Nr. 10), S. 186

*BedarfVO-RettD (1993)*: Vorordnung über die Bemessung des Bedarfs an Einrichtungen des Rettungsdienstes vom 29. Januar 1992 mit allen späteren Änderungen in der Fassung vom 4. Januar 1993. In: Nieders. GVBI. S. 1

*BremHilfeG (2009)*: Bremisches Hilfeleistungsgesetz vom 21. Juni 2002 mit allen späteren Änderungen in der Fassung vom 19. März 2009. In: Brem.GBI. Nr. 20 vom 8. April 2009, S. 105

*DVO-RDG (1993)*: Landesverordnung zur Durchführung des Rettungsdienstgesetzes vom 22. November 1993. In: GVOBI. Schl.-H. 1993, S. 601

*HmbRDG (1992)*: Hamburgisches Rettungsdienstgesetz vom 9. Juni 1992. In: HmbGVBI. 1992, S. 117

*HRDG (2005):* Hessisches Rettungsdienstgesetz vom 24. November 1998 mit allen späteren Änderungen in der Fassung vom 21. März 2005. In: GVBl. I 2005, S. 218

*LRDP (2009):* Landesrettungsdienstplan für den Freistaat Thüringen vom 26. Juni 1995 mit allen späteren Änderungen in der Fassung vom 29. April 2009. In: ThürStAnz Nr. 20/2009, S. 827-840

*LRettDP (2008):* Landesrettungsdienstplan Rheinland-Pfalz vom 17. Dezember 2007 mit allen späteren Änderungen in der Fassung vom 03. Dezember 2008. In: Staatsanzeiger für Rheinland-Pfalz, 2009, Nr. 2, S. 65

*NRettDG (2007):* Niedersächsisches Rettungsdienstgesetz vom 02. Oktober 2007. In: Nds. GVBl. 31/2007, S. 473

*RDG (1991):* Rettungsdienstgesetz Schleswig-Holstein, Gesetz über die Notfallrettung und den Krankentransport vom 29. November 1991. In: GS Schl.-H. II, Gl.Nr. 2120-8

*RDG (1998):* Gesetz über den Rettungsdienst vom 16. Juli 1998 mit allen späteren Änderungen in der Fassung vom 10. November 2009. In: GBl. 2009, S. 643

*RDG (2010):* Gesetz über den Rettungsdienst vom 8. Februar 2010. In: GBl. 2010, S. 285

*RDG (2004):* Gesetz über den Rettungsdienst für das Land Berlin vom 8. Juli 1993 mit allen späteren Änderungen in der Fassung vom 24. Juni 2004. In: GVBl. S. 257

*RDG M-V (1993):* Gesetz über den Rettungsdienst für das Land Mecklenburg-Vorpommern vom 01. Juli 1993 mit allen späteren Änderungen in der Fassung vom 17. Dezember 2003. In: GVOBl. 2004, S. 2

*RettDG (2007):* Landesgesetz über den Rettungsdienst sowie den Notfall- und Krankentransport vom 22. April 1991 mit allen späteren Änderungen in der Fassung vom 12. Juni 2007. In: GVBl. S. 91, BS 2128-1

*RettDG LSA (2006):* Rettungsdienstgesetz Sachsen-Anhalt vom 21. März 2006. In: GVBl.LSA Nr. 9/2006

*RettG NRW (2005):* Rettungsgesetz Nordrhein-Westfalen vom 24. November 1992 mit allen späteren Änderungen in der Fassung vom 05. April 2005. In: GV. NRW. 2005, S. 306

*Rettungsdienstplan 2000 Baden Württemberg (2001)*

*Rettungsdienstplan des Landes Hessen (2006)*

*SächsLRettDPOV (2008):* Sächsische Landesrettungsdienstplanverordnung vom 5. Dezember 2006 mit allen späteren Änderungen in der Fassung vom 5. Februar 2008. URL: http://www.recht.sachsen.de Stand: 11.05.2010

*SGB V (2009)*: Fünftes Sozialgesetzbuch vom 20. Dezember 1988 mit allen späteren Änderungen in der Fassung vom 14. April 2010. In: BGBl.I, S. 410

*SRettG (2006)*: Saarländisches Rettungsdienstgesetz vom 9. Februar 1994 mit allen späteren Änderungen in der Fassung vom 15. Februar 2006. In: Amtsblatt, S. 480

*Verordnung über den Landesrettungsdienstplan des Landes Brandenburg* vom 24. Februar 1997. In: GVBl. II 1997, S.106

**Rechtsprechungsverzeichnis**

*EuGH (2010)*: Urteil vom 29. April 2010 C-160/08, URL: http://curia.europa.eu/jurisp/cgi-bin/form.pl?lang=de Stand: 07.05.2010

Anhang 1

Interview mit Jeffrey Hammerstein, District Chief und Public Information Officer bei Wake County EMS, Raleigh, North Carolina, USA. Die Fragen wurden per E-Mail an jeffrey.hammerstein@wakegov.com übermittelt und am 09.05.2010 beantwortet:

Hi Dennis,

Here is some of the information you requested. I've got information on the class content on the way, hopefully in the day or so.

1. What are the requirements to become an APP?
-Three years as a medically cleared paramedic in the Wake EMS system without any clinical or operational discrepancies.

2. How long does it take to become an APP?
So far we have two different ways... the first class was put through a rigorous assessment for qualification and then sat in an 8 week academy 5 days a week with clinical hours built in....the current class is one day a week for 6 weeks for core material and then an additional full week for CIT (Crisis Intervention)... Not sure what is going to happen to them after that.

3. What are the contents of the APP-class?

4. What are the indications to dispatch an APP?
-High acuity call types (Delta level and above) that have been identified within our system as usually bad calls. Plus automatic initial dispatch on all overdose/poisoning and psychiatric for possible alternative destination to a more appropriate care facility such as mental health.

5. How are the visits at home scheduled and who assesses the indication?
- Scheduled by the on-duty APP responsible for scheduling this type of event. They will receive follow-up information from field crews via email and call the patients to see if they wish for a visit. A second way is via a database Chief Lewis created that pulls certain call types (CPAP/CHF, Elderly Falls, Pediatrics treated with Nebulizer, Diabetics treated with some type of intervention) to a screen we review daily with all their information and we call them ourselves. This has become the most used source. Another referring mechanism is still in the works (for over a year now) to pull this information from a very large database maintained by the Community Care Collaborative of Johnston & Wake Counties which identifies the earlier mentioned patient types at hospital discharge. We are still waiting for the legal issues to be ironed out.

6. Is the program funded by the regular budget?
- This is a regular line item in the budget with hopes for expansion dollars in the next fiscal budget year.

Thanks,
Jeff

Jeffrey Hammerstein
District Chief / PIO
Wake County Department of EMS
331 S. McDowell St.
Raleigh, NC 27601
919-625-3260
pio@wakeems.com
www.wakegov.com/ems

Anhang 2

| Bundesland | Bemessungsgrundlage | Zeitvorgabe | Zielerreichungsgrad |
|---|---|---|---|
| Baden-Württemberg[59] | Eingang der Meldung bis Eintreffen an der Straße | Möglichst nicht mehr als 10, höchstens 15 Minuten | 95 % aller Fälle |
| Bayern[60] | Von Fahrtbeginn bis Ankunft an der Straße | 12 Minuten i.d.R., 15 Minuten in dünn besiedeltem Gebiet | Keine Angaben |
| Berlin | Keine Angaben | Keine Angaben | Keine Angaben |
| Brandenburg[61] | Eingang der Meldung bis Eintreffen am Notfallort | 15 Minuten | Keine Angaben |
| Bremen[62] | Eröffnung des Einsatzes bis Ankunft an der Straße | 10 Minuten | 95 % aller Fälle |
| Hamburg | Keine Angaben | Keine Angaben | Keine Angaben |
| Hessen[63] | Nach Eingang der Meldung bis Ankunft an der Straße | 10 Minuten | 95 % aller Fälle |
| Mecklenburg-Vorpommern[64] | Eingang der Meldung bis Eintreffen am Notfallort | 10 Minuten | Im Jahresmittel |
| Niedersachsen[65] | Treffen der Einsatzentscheidung bis Ankunft an der Straße | 15 Minuten | 95 % aller Fälle |
| Nordrhein-Westfalen[66] | Der obersten Aufsichtsbehörde obliegt die Weisung | Keine Angabe | Keine Angabe |
| Rheinland-Pfalz[67] | Nach Eingang des Hilfeersuchens bis Eintreffen an der Straße | 15 Minuten | Keine Angabe |
| Saarland[68] | Eingang der Meldung bis Eintreffen am Notfallort | 12 Minuten | 95 % aller Fälle |
| Sachsen[69] | Nach Eingang der Meldung bis Eintreffen an der Straße | 12 Minuten | 95 % aller Fälle |
| Sachsen-Anhalt[70] | Eingang der Meldung bis Eintreffen am Notfallort | 12 Minuten | 95 % aller Fälle |
| Schleswig-Holstein[71] | Nach Eingang der Meldung bis Eintreffen an der Straße | 12 Minuten | Keine Angabe |
| Thüringen[72] | Eingang der Meldung bis Eintreffen am Notfallort | 14 Min. (dicht bes.) 17 Min. (dünn bes.) | 95 % aller Fälle |

Tabelle 2: Hilfsfristen der Bundesländer im Vergleich

---

[59] Vgl. Rettungsdienstplan Baden-Württemberg (2001), Kapitel III, 2.
[60] Vgl. 2. AVBayRDG (2002), § 1, Absatz 1
[61] Vgl. Verordnung über den Landesrettungsdienstplan des Landes Brandenburg (1997), § 7, Abs. 1
[62] Vgl. BremHilfeG (2009), § 28
[63] Vgl. HRDG (2005), § 22, Absatz 2
[64] Vgl. RDG M-V (2003), § 7
[65] Vgl. BedarfVO-RD (1993), § 2, Absätze 2 und 3
[66] Vgl. RettG NRW (1992), § 17, Absatz 4, Satz 1
[67] Vgl. RettDG (2007), § 8
[68] Vgl. SRettG (2006), § 6, Absatz 3
[69] Vgl. SächsLRettDPVO (2008), § 3
[70] Vgl. RettDG LSA (2006), § 7, Absatz 2
[71] Vgl. DVO-RDG (1993), § 7, Absatz 2
[72] Vgl. LRDP (2009), 3.1